Semaine : ____________________

Date / Nom :		________	________	________	________	________
7 A.M.	:00					
	:15					
	.30					
	.45					
8 A.M.	:00					
	:15					
	.30					
	.45					
9 A.M.	:00					
	:15					
	.30					
	.45					
10 A.M.	:00					
	:15					
	.30					
	.45					
11 A.M.	:00					
	:15					
	.30					
	.45					
12 P.M.	:00					
	:15					
	.30					
	.45					
1 P.M.	:00					
	:15					
	.30					
	.45					
2 P.M.	:00					
	:15					
	.30					
	.45					
3 P.M.	:00					
	:15					
	.30					
	.45					
4 P.M.	:00					
	:15					
	.30					
	.45					
5 P.M.	:00					
	:15					
	.30					
	.45					
6 P.M.	:00					
	:15					
	.30					
	.45					
7 P.M.	:00					
	:15					
	.30					
	.45					
8 P.M.	:00					
	:15					
	.30					
	.45					

Semaine : ____________________

Date / Nom :		________	________	________	________	________
7 A.M.	:00					
	:15					
	.30					
	.45					
8 A.M.	:00					
	:15					
	.30					
	.45					
9 A.M.	:00					
	:15					
	.30					
	.45					
10 A.M.	:00					
	:15					
	.30					
	.45					
11 A.M.	:00					
	:15					
	.30					
	.45					
12 P.M.	:00					
	:15					
	.30					
	.45					
1 P.M.	:00					
	:15					
	.30					
	.45					
2 P.M.	:00					
	:15					
	.30					
	.45					
3 P.M.	:00					
	:15					
	.30					
	.45					
4 P.M.	:00					
	:15					
	.30					
	.45					
5 P.M.	:00					
	:15					
	.30					
	.45					
6 P.M.	:00					
	:15					
	.30					
	.45					
7 P.M.	:00					
	:15					
	.30					
	.45					
8 P.M.	:00					
	:15					
	.30					
	.45					

Semaine : ____________________

Date / Nom :		________	________	________	________	________
7 A.M.	:00					
	:15					
	.30					
	.45					
8 A.M.	:00					
	:15					
	.30					
	.45					
9 A.M.	:00					
	:15					
	.30					
	.45					
10 A.M.	:00					
	:15					
	.30					
	.45					
11 A.M.	:00					
	:15					
	.30					
	.45					
12 P.M.	:00					
	:15					
	.30					
	.45					
1 P.M.	:00					
	:15					
	.30					
	.45					
2 P.M.	:00					
	:15					
	.30					
	.45					
3 P.M.	:00					
	:15					
	.30					
	.45					
4 P.M.	:00					
	:15					
	.30					
	.45					
5 P.M.	:00					
	:15					
	.30					
	.45					
6 P.M.	:00					
	:15					
	.30					
	.45					
7 P.M.	:00					
	:15					
	.30					
	.45					
8 P.M.	:00					
	:15					
	.30					
	.45					

Semaine : ____________________

Date / Nom :		________	________	________	________	________
7 A.M.	:00					
	:15					
	.30					
	.45					
8 A.M.	:00					
	:15					
	.30					
	.45					
9 A.M.	:00					
	:15					
	.30					
	.45					
10 A.M.	:00					
	:15					
	.30					
	.45					
11 A.M.	:00					
	:15					
	.30					
	.45					
12 P.M.	:00					
	:15					
	.30					
	.45					
1 P.M.	:00					
	:15					
	.30					
	.45					
2 P.M.	:00					
	:15					
	.30					
	.45					
3 P.M.	:00					
	:15					
	.30					
	.45					
4 P.M.	:00					
	:15					
	.30					
	.45					
5 P.M.	:00					
	:15					
	.30					
	.45					
6 P.M.	:00					
	:15					
	.30					
	.45					
7 P.M.	:00					
	:15					
	.30					
	.45					
8 P.M.	:00					
	:15					
	.30					
	.45					

Semaine : ____________________

Date / Nom :		________	________	________	________	________
7 A.M.	:00					
	:15					
	.30					
	.45					
8 A.M.	:00					
	:15					
	.30					
	.45					
9 A.M.	:00					
	:15					
	.30					
	.45					
10 A.M.	:00					
	:15					
	.30					
	.45					
11 A.M.	:00					
	:15					
	.30					
	.45					
12 P.M.	:00					
	:15					
	.30					
	.45					
1 P.M.	:00					
	:15					
	.30					
	.45					
2 P.M.	:00					
	:15					
	.30					
	.45					
3 P.M.	:00					
	:15					
	.30					
	.45					
4 P.M.	:00					
	:15					
	.30					
	.45					
5 P.M.	:00					
	:15					
	.30					
	.45					
6 P.M.	:00					
	:15					
	.30					
	.45					
7 P.M.	:00					
	:15					
	.30					
	.45					
8 P.M.	:00					
	:15					
	.30					
	.45					

Semaine : ____________________

Date / Nom :		________	________	________	________	________
7 A.M.	:00					
	:15					
	.30					
	.45					
8 A.M.	:00					
	:15					
	.30					
	.45					
9 A.M.	:00					
	:15					
	.30					
	.45					
10 A.M.	:00					
	:15					
	.30					
	.45					
11 A.M.	:00					
	:15					
	.30					
	.45					
12 P.M.	:00					
	:15					
	.30					
	.45					
1 P.M.	:00					
	:15					
	.30					
	.45					
2 P.M.	:00					
	:15					
	.30					
	.45					
3 P.M.	:00					
	:15					
	.30					
	.45					
4 P.M.	:00					
	:15					
	.30					
	.45					
5 P.M.	:00					
	:15					
	.30					
	.45					
6 P.M.	:00					
	:15					
	.30					
	.45					
7 P.M.	:00					
	:15					
	.30					
	.45					
8 P.M.	:00					
	:15					
	.30					
	.45					

Semaine : ____________________

Date / Nom :		________	________	________	________	________
7 A.M.	:00					
	:15					
	.30					
	.45					
8 A.M.	:00					
	:15					
	.30					
	.45					
9 A.M.	:00					
	:15					
	.30					
	.45					
10 A.M.	:00					
	:15					
	.30					
	.45					
11 A.M.	:00					
	:15					
	.30					
	.45					
12 P.M.	:00					
	:15					
	.30					
	.45					
1 P.M.	:00					
	:15					
	.30					
	.45					
2 P.M.	:00					
	:15					
	.30					
	.45					
3 P.M.	:00					
	:15					
	.30					
	.45					
4 P.M.	:00					
	:15					
	.30					
	.45					
5 P.M.	:00					
	:15					
	.30					
	.45					
6 P.M.	:00					
	:15					
	.30					
	.45					
7 P.M.	:00					
	:15					
	.30					
	.45					
8 P.M.	:00					
	:15					
	.30					
	.45					

Semaine : ______________________

Date / Nom :		________	________	________	________	________
7 A.M.	:00					
	:15					
	.30					
	.45					
8 A.M.	:00					
	:15					
	.30					
	.45					
9 A.M.	:00					
	:15					
	.30					
	.45					
10 A.M.	:00					
	:15					
	.30					
	.45					
11 A.M.	:00					
	:15					
	.30					
	.45					
12 P.M.	:00					
	:15					
	.30					
	.45					
1 P.M.	:00					
	:15					
	.30					
	.45					
2 P.M.	:00					
	:15					
	.30					
	.45					
3 P.M.	:00					
	:15					
	.30					
	.45					
4 P.M.	:00					
	:15					
	.30					
	.45					
5 P.M.	:00					
	:15					
	.30					
	.45					
6 P.M.	:00					
	:15					
	.30					
	.45					
7 P.M.	:00					
	:15					
	.30					
	.45					
8 P.M.	:00					
	:15					
	.30					
	.45					

Semaine : ____________________

Date / Nom :		________	________	________	________	________
7 A.M.	:00					
	:15					
	.30					
	.45					
8 A.M.	:00					
	:15					
	.30					
	.45					
9 A.M.	:00					
	:15					
	.30					
	.45					
10 A.M.	:00					
	:15					
	.30					
	.45					
11 A.M.	:00					
	:15					
	.30					
	.45					
12 P.M.	:00					
	:15					
	.30					
	.45					
1 P.M.	:00					
	:15					
	.30					
	.45					
2 P.M.	:00					
	:15					
	.30					
	.45					
3 P.M.	:00					
	:15					
	.30					
	.45					
4 P.M.	:00					
	:15					
	.30					
	.45					
5 P.M.	:00					
	:15					
	.30					
	.45					
6 P.M.	:00					
	:15					
	.30					
	.45					
7 P.M.	:00					
	:15					
	.30					
	.45					
8 P.M.	:00					
	:15					
	.30					
	.45					

Semaine : ______________________

Date / Nom :		________	________	________	________	________
7 A.M.	:00					
	:15					
	.30					
	.45					
8 A.M.	:00					
	:15					
	.30					
	.45					
9 A.M.	:00					
	:15					
	.30					
	.45					
10 A.M.	:00					
	:15					
	.30					
	.45					
11 A.M.	:00					
	:15					
	.30					
	.45					
12 P.M.	:00					
	:15					
	.30					
	.45					
1 P.M.	:00					
	:15					
	.30					
	.45					
2 P.M.	:00					
	:15					
	.30					
	.45					
3 P.M.	:00					
	:15					
	.30					
	.45					
4 P.M.	:00					
	:15					
	.30					
	.45					
5 P.M.	:00					
	:15					
	.30					
	.45					
6 P.M.	:00					
	:15					
	.30					
	.45					
7 P.M.	:00					
	:15					
	.30					
	.45					
8 P.M.	:00					
	:15					
	.30					
	.45					

Semaine : ______________________

Date / Nom :		________	________	________	________	________
7 A.M.	:00					
	:15					
	.30					
	.45					
8 A.M.	:00					
	:15					
	.30					
	.45					
9 A.M.	:00					
	:15					
	.30					
	.45					
10 A.M.	:00					
	:15					
	.30					
	.45					
11 A.M.	:00					
	:15					
	.30					
	.45					
12 P.M.	:00					
	:15					
	.30					
	.45					
1 P.M.	:00					
	:15					
	.30					
	.45					
2 P.M.	:00					
	:15					
	.30					
	.45					
3 P.M.	:00					
	:15					
	.30					
	.45					
4 P.M.	:00					
	:15					
	.30					
	.45					
5 P.M.	:00					
	:15					
	.30					
	.45					
6 P.M.	:00					
	:15					
	.30					
	.45					
7 P.M.	:00					
	:15					
	.30					
	.45					
8 P.M.	:00					
	:15					
	.30					
	.45					

Semaine : ____________________

Date / Nom :		________	________	________	________	________
7 A.M.	:00					
	:15					
	.30					
	.45					
8 A.M.	:00					
	:15					
	.30					
	.45					
9 A.M.	:00					
	:15					
	.30					
	.45					
10 A.M.	:00					
	:15					
	.30					
	.45					
11 A.M.	:00					
	:15					
	.30					
	.45					
12 P.M.	:00					
	:15					
	.30					
	.45					
1 P.M.	:00					
	:15					
	.30					
	.45					
2 P.M.	:00					
	:15					
	.30					
	.45					
3 P.M.	:00					
	:15					
	.30					
	.45					
4 P.M.	:00					
	:15					
	.30					
	.45					
5 P.M.	:00					
	:15					
	.30					
	.45					
6 P.M.	:00					
	:15					
	.30					
	.45					
7 P.M.	:00					
	:15					
	.30					
	.45					
8 P.M.	:00					
	:15					
	.30					
	.45					

Semaine : ____________________

Date / Nom :		________	________	________	________	________
7 A.M.	:00					
	:15					
	.30					
	.45					
8 A.M.	:00					
	:15					
	.30					
	.45					
9 A.M.	:00					
	:15					
	.30					
	.45					
10 A.M.	:00					
	:15					
	.30					
	.45					
11 A.M.	:00					
	:15					
	.30					
	.45					
12 P.M.	:00					
	:15					
	.30					
	.45					
1 P.M.	:00					
	:15					
	.30					
	.45					
2 P.M.	:00					
	:15					
	.30					
	.45					
3 P.M.	:00					
	:15					
	.30					
	.45					
4 P.M.	:00					
	:15					
	.30					
	.45					
5 P.M.	:00					
	:15					
	.30					
	.45					
6 P.M.	:00					
	:15					
	.30					
	.45					
7 P.M.	:00					
	:15					
	.30					
	.45					
8 P.M.	:00					
	:15					
	.30					
	.45					

Semaine : ____________________

Date / Nom :		________	________	________	________	________
7 A.M.	:00					
	:15					
	.30					
	.45					
8 A.M.	:00					
	:15					
	.30					
	.45					
9 A.M.	:00					
	:15					
	.30					
	.45					
10 A.M.	:00					
	:15					
	.30					
	.45					
11 A.M.	:00					
	:15					
	.30					
	.45					
12 P.M.	:00					
	:15					
	.30					
	.45					
1 P.M.	:00					
	:15					
	.30					
	.45					
2 P.M.	:00					
	:15					
	.30					
	.45					
3 P.M.	:00					
	:15					
	.30					
	.45					
4 P.M.	:00					
	:15					
	.30					
	.45					
5 P.M.	:00					
	:15					
	.30					
	.45					
6 P.M.	:00					
	:15					
	.30					
	.45					
7 P.M.	:00					
	:15					
	.30					
	.45					
8 P.M.	:00					
	:15					
	.30					
	.45					

Semaine : ____________________

Date / Nom :		________	________	________	________	________
7 A.M.	:00					
	:15					
	.30					
	.45					
8 A.M.	:00					
	:15					
	.30					
	.45					
9 A.M.	:00					
	:15					
	.30					
	.45					
10 A.M.	:00					
	:15					
	.30					
	.45					
11 A.M.	:00					
	:15					
	.30					
	.45					
12 P.M.	:00					
	:15					
	.30					
	.45					
1 P.M.	:00					
	:15					
	.30					
	.45					
2 P.M.	:00					
	:15					
	.30					
	.45					
3 P.M.	:00					
	:15					
	.30					
	.45					
4 P.M.	:00					
	:15					
	.30					
	.45					
5 P.M.	:00					
	:15					
	.30					
	.45					
6 P.M.	:00					
	:15					
	.30					
	.45					
7 P.M.	:00					
	:15					
	.30					
	.45					
8 P.M.	:00					
	:15					
	.30					
	.45					

Semaine : ______________________

Date / Nom :		________	________	________	________	________
7 A.M.	:00					
	:15					
	.30					
	.45					
8 A.M.	:00					
	:15					
	.30					
	.45					
9 A.M.	:00					
	:15					
	.30					
	.45					
10 A.M.	:00					
	:15					
	.30					
	.45					
11 A.M.	:00					
	:15					
	.30					
	.45					
12 P.M.	:00					
	:15					
	.30					
	.45					
1 P.M.	:00					
	:15					
	.30					
	.45					
2 P.M.	:00					
	:15					
	.30					
	.45					
3 P.M.	:00					
	:15					
	.30					
	.45					
4 P.M.	:00					
	:15					
	.30					
	.45					
5 P.M.	:00					
	:15					
	.30					
	.45					
6 P.M.	:00					
	:15					
	.30					
	.45					
7 P.M.	:00					
	:15					
	.30					
	.45					
8 P.M.	:00					
	:15					
	.30					
	.45					

Semaine : ____________________

Date / Nom :		________	________	________	________	________
7 A.M.	:00					
	:15					
	.30					
	.45					
8 A.M.	:00					
	:15					
	.30					
	.45					
9 A.M.	:00					
	:15					
	.30					
	.45					
10 A.M.	:00					
	:15					
	.30					
	.45					
11 A.M.	:00					
	:15					
	.30					
	.45					
12 P.M.	:00					
	:15					
	.30					
	.45					
1 P.M.	:00					
	:15					
	.30					
	.45					
2 P.M.	:00					
	:15					
	.30					
	.45					
3 P.M.	:00					
	:15					
	.30					
	.45					
4 P.M.	:00					
	:15					
	.30					
	.45					
5 P.M.	:00					
	:15					
	.30					
	.45					
6 P.M.	:00					
	:15					
	.30					
	.45					
7 P.M.	:00					
	:15					
	.30					
	.45					
8 P.M.	:00					
	:15					
	.30					
	.45					

Semaine : ____________

Date / Nom :		________	________	________	________	________
7 A.M.	:00					
	:15					
	.30					
	.45					
8 A.M.	:00					
	:15					
	.30					
	.45					
9 A.M.	:00					
	:15					
	.30					
	.45					
10 A.M.	:00					
	:15					
	.30					
	.45					
11 A.M.	:00					
	:15					
	.30					
	.45					
12 P.M.	:00					
	:15					
	.30					
	.45					
1 P.M.	:00					
	:15					
	.30					
	.45					
2 P.M.	:00					
	:15					
	.30					
	.45					
3 P.M.	:00					
	:15					
	.30					
	.45					
4 P.M.	:00					
	:15					
	.30					
	.45					
5 P.M.	:00					
	:15					
	.30					
	.45					
6 P.M.	:00					
	:15					
	.30					
	.45					
7 P.M.	:00					
	:15					
	.30					
	.45					
8 P.M.	:00					
	:15					
	.30					
	.45					

Semaine : ____________________

Date / Nom :		______	______	______	______	______
7 A.M.	:00					
	:15					
	.30					
	.45					
8 A.M.	:00					
	:15					
	.30					
	.45					
9 A.M.	:00					
	:15					
	.30					
	.45					
10 A.M.	:00					
	:15					
	.30					
	.45					
11 A.M.	:00					
	:15					
	.30					
	.45					
12 P.M.	:00					
	:15					
	.30					
	.45					
1 P.M.	:00					
	:15					
	.30					
	.45					
2 P.M.	:00					
	:15					
	.30					
	.45					
3 P.M.	:00					
	:15					
	.30					
	.45					
4 P.M.	:00					
	:15					
	.30					
	.45					
5 P.M.	:00					
	:15					
	.30					
	.45					
6 P.M.	:00					
	:15					
	.30					
	.45					
7 P.M.	:00					
	:15					
	.30					
	.45					
8 P.M.	:00					
	:15					
	.30					
	.45					

Semaine : ____________________

Date / Nom :		________	________	________	________	________
7 A.M.	:00					
	:15					
	.30					
	.45					
8 A.M.	:00					
	:15					
	.30					
	.45					
9 A.M.	:00					
	:15					
	.30					
	.45					
10 A.M.	:00					
	:15					
	.30					
	.45					
11 A.M.	:00					
	:15					
	.30					
	.45					
12 P.M.	:00					
	:15					
	.30					
	.45					
1 P.M.	:00					
	:15					
	.30					
	.45					
2 P.M.	:00					
	:15					
	.30					
	.45					
3 P.M.	:00					
	:15					
	.30					
	.45					
4 P.M.	:00					
	:15					
	.30					
	.45					
5 P.M.	:00					
	:15					
	.30					
	.45					
6 P.M.	:00					
	:15					
	.30					
	.45					
7 P.M.	:00					
	:15					
	.30					
	.45					
8 P.M.	:00					
	:15					
	.30					
	.45					

Semaine : ____________________

Date / Nom :		________	________	________	________	________
7 A.M.	:00					
	:15					
	.30					
	.45					
8 A.M.	:00					
	:15					
	.30					
	.45					
9 A.M.	:00					
	:15					
	.30					
	.45					
10 A.M.	:00					
	:15					
	.30					
	.45					
11 A.M.	:00					
	:15					
	.30					
	.45					
12 P.M.	:00					
	:15					
	.30					
	.45					
1 P.M.	:00					
	:15					
	.30					
	.45					
2 P.M.	:00					
	:15					
	.30					
	.45					
3 P.M.	:00					
	:15					
	.30					
	.45					
4 P.M.	:00					
	:15					
	.30					
	.45					
5 P.M.	:00					
	:15					
	.30					
	.45					
6 P.M.	:00					
	:15					
	.30					
	.45					
7 P.M.	:00					
	:15					
	.30					
	.45					
8 P.M.	:00					
	:15					
	.30					
	.45					

Semaine : ____________________

Date / Nom :		________	________	________	________	________
7 A.M.	:00					
	:15					
	.30					
	.45					
8 A.M.	:00					
	:15					
	.30					
	.45					
9 A.M.	:00					
	:15					
	.30					
	.45					
10 A.M.	:00					
	:15					
	.30					
	.45					
11 A.M.	:00					
	:15					
	.30					
	.45					
12 P.M.	:00					
	:15					
	.30					
	.45					
1 P.M.	:00					
	:15					
	.30					
	.45					
2 P.M.	:00					
	:15					
	.30					
	.45					
3 P.M.	:00					
	:15					
	.30					
	.45					
4 P.M.	:00					
	:15					
	.30					
	.45					
5 P.M.	:00					
	:15					
	.30					
	.45					
6 P.M.	:00					
	:15					
	.30					
	.45					
7 P.M.	:00					
	:15					
	.30					
	.45					
8 P.M.	:00					
	:15					
	.30					
	.45					

Semaine : ____________________

Date / Nom : ________ ________ ________ ________ ________

Heure	Min.					
7 A.M.	:00					
	:15					
	.30					
	.45					
8 A.M.	:00					
	:15					
	.30					
	.45					
9 A.M.	:00					
	:15					
	.30					
	.45					
10 A.M.	:00					
	:15					
	.30					
	.45					
11 A.M.	:00					
	:15					
	.30					
	.45					
12 P.M.	:00					
	:15					
	.30					
	.45					
1 P.M.	:00					
	:15					
	.30					
	.45					
2 P.M.	:00					
	:15					
	.30					
	.45					
3 P.M.	:00					
	:15					
	.30					
	.45					
4 P.M.	:00					
	:15					
	.30					
	.45					
5 P.M.	:00					
	:15					
	.30					
	.45					
6 P.M.	:00					
	:15					
	.30					
	.45					
7 P.M.	:00					
	:15					
	.30					
	.45					
8 P.M.	:00					
	:15					
	.30					
	.45					

Semaine : ____________________

Date / Nom : ________ ________ ________ ________ ________

Heure	Min.					
7 A.M.	:00					
	:15					
	.30					
	.45					
8 A.M.	:00					
	:15					
	.30					
	.45					
9 A.M.	:00					
	:15					
	.30					
	.45					
10 A.M.	:00					
	:15					
	.30					
	.45					
11 A.M.	:00					
	:15					
	.30					
	.45					
12 P.M.	:00					
	:15					
	.30					
	.45					
1 P.M.	:00					
	:15					
	.30					
	.45					
2 P.M.	:00					
	:15					
	.30					
	.45					
3 P.M.	:00					
	:15					
	.30					
	.45					
4 P.M.	:00					
	:15					
	.30					
	.45					
5 P.M.	:00					
	:15					
	.30					
	.45					
6 P.M.	:00					
	:15					
	.30					
	.45					
7 P.M.	:00					
	:15					
	.30					
	.45					
8 P.M.	:00					
	:15					
	.30					
	.45					

Semaine : ______________________

Date / Nom :		________	________	________	________	________
7 A.M.	:00					
	:15					
	.30					
	.45					
8 A.M.	:00					
	:15					
	.30					
	.45					
9 A.M.	:00					
	:15					
	.30					
	.45					
10 A.M.	:00					
	:15					
	.30					
	.45					
11 A.M.	:00					
	:15					
	.30					
	.45					
12 P.M.	:00					
	:15					
	.30					
	.45					
1 P.M.	:00					
	:15					
	.30					
	.45					
2 P.M.	:00					
	:15					
	.30					
	.45					
3 P.M.	:00					
	:15					
	.30					
	.45					
4 P.M.	:00					
	:15					
	.30					
	.45					
5 P.M.	:00					
	:15					
	.30					
	.45					
6 P.M.	:00					
	:15					
	.30					
	.45					
7 P.M.	:00					
	:15					
	.30					
	.45					
8 P.M.	:00					
	:15					
	.30					
	.45					

Semaine : ____________________

Date / Nom : __________ __________ __________ __________ __________

7 A.M.	:00					
	:15					
	.30					
	.45					
8 A.M.	:00					
	:15					
	.30					
	.45					
9 A.M.	:00					
	:15					
	.30					
	.45					
10 A.M.	:00					
	:15					
	.30					
	.45					
11 A.M.	:00					
	:15					
	.30					
	.45					
12 P.M.	:00					
	:15					
	.30					
	.45					
1 P.M.	:00					
	:15					
	.30					
	.45					
2 P.M.	:00					
	:15					
	.30					
	.45					
3 P.M.	:00					
	:15					
	.30					
	.45					
4 P.M.	:00					
	:15					
	.30					
	.45					
5 P.M.	:00					
	:15					
	.30					
	.45					
6 P.M.	:00					
	:15					
	.30					
	.45					
7 P.M.	:00					
	:15					
	.30					
	.45					
8 P.M.	:00					
	:15					
	.30					
	.45					

Semaine : ____________________

Date / Nom :		________	________	________	________	________
7 A.M.	:00					
	:15					
	.30					
	.45					
8 A.M.	:00					
	:15					
	.30					
	.45					
9 A.M.	:00					
	:15					
	.30					
	.45					
10 A.M.	:00					
	:15					
	.30					
	.45					
11 A.M.	:00					
	:15					
	.30					
	.45					
12 P.M.	:00					
	:15					
	.30					
	.45					
1 P.M.	:00					
	:15					
	.30					
	.45					
2 P.M.	:00					
	:15					
	.30					
	.45					
3 P.M.	:00					
	:15					
	.30					
	.45					
4 P.M.	:00					
	:15					
	.30					
	.45					
5 P.M.	:00					
	:15					
	.30					
	.45					
6 P.M.	:00					
	:15					
	.30					
	.45					
7 P.M.	:00					
	:15					
	.30					
	.45					
8 P.M.	:00					
	:15					
	.30					
	.45					

Semaine : ____________________

Date / Nom :		________	________	________	________	________
7 A.M.	:00					
	:15					
	.30					
	.45					
8 A.M.	:00					
	:15					
	.30					
	.45					
9 A.M.	:00					
	:15					
	.30					
	.45					
10 A.M.	:00					
	:15					
	.30					
	.45					
11 A.M.	:00					
	:15					
	.30					
	.45					
12 P.M.	:00					
	:15					
	.30					
	.45					
1 P.M.	:00					
	:15					
	.30					
	.45					
2 P.M.	:00					
	:15					
	.30					
	.45					
3 P.M.	:00					
	:15					
	.30					
	.45					
4 P.M.	:00					
	:15					
	.30					
	.45					
5 P.M.	:00					
	:15					
	.30					
	.45					
6 P.M.	:00					
	:15					
	.30					
	.45					
7 P.M.	:00					
	:15					
	.30					
	.45					
8 P.M.	:00					
	:15					
	.30					
	.45					

Semaine : ____________________

Date / Nom :		________	________	________	________	________
7 A.M.	:00					
	:15					
	.30					
	.45					
8 A.M.	:00					
	:15					
	.30					
	.45					
9 A.M.	:00					
	:15					
	.30					
	.45					
10 A.M.	:00					
	:15					
	.30					
	.45					
11 A.M.	:00					
	:15					
	.30					
	.45					
12 P.M.	:00					
	:15					
	.30					
	.45					
1 P.M.	:00					
	:15					
	.30					
	.45					
2 P.M.	:00					
	:15					
	.30					
	.45					
3 P.M.	:00					
	:15					
	.30					
	.45					
4 P.M.	:00					
	:15					
	.30					
	.45					
5 P.M.	:00					
	:15					
	.30					
	.45					
6 P.M.	:00					
	:15					
	.30					
	.45					
7 P.M.	:00					
	:15					
	.30					
	.45					
8 P.M.	:00					
	:15					
	.30					
	.45					

Semaine : ____________________

Date / Nom :		______	______	______	______	______
7 A.M.	:00					
	:15					
	.30					
	.45					
8 A.M.	:00					
	:15					
	.30					
	.45					
9 A.M.	:00					
	:15					
	.30					
	.45					
10 A.M.	:00					
	:15					
	.30					
	.45					
11 A.M.	:00					
	:15					
	.30					
	.45					
12 P.M.	:00					
	:15					
	.30					
	.45					
1 P.M.	:00					
	:15					
	.30					
	.45					
2 P.M.	:00					
	:15					
	.30					
	.45					
3 P.M.	:00					
	:15					
	.30					
	.45					
4 P.M.	:00					
	:15					
	.30					
	.45					
5 P.M.	:00					
	:15					
	.30					
	.45					
6 P.M.	:00					
	:15					
	.30					
	.45					
7 P.M.	:00					
	:15					
	.30					
	.45					
8 P.M.	:00					
	:15					
	.30					
	.45					

Semaine : ____________________

Date / Nom :		________	________	________	________	________
7 A.M.	:00					
	:15					
	.30					
	.45					
8 A.M.	:00					
	:15					
	.30					
	.45					
9 A.M.	:00					
	:15					
	.30					
	.45					
10 A.M.	:00					
	:15					
	.30					
	.45					
11 A.M.	:00					
	:15					
	.30					
	.45					
12 P.M.	:00					
	:15					
	.30					
	.45					
1 P.M.	:00					
	:15					
	.30					
	.45					
2 P.M.	:00					
	:15					
	.30					
	.45					
3 P.M.	:00					
	:15					
	.30					
	.45					
4 P.M.	:00					
	:15					
	.30					
	.45					
5 P.M.	:00					
	:15					
	.30					
	.45					
6 P.M.	:00					
	:15					
	.30					
	.45					
7 P.M.	:00					
	:15					
	.30					
	.45					
8 P.M.	:00					
	:15					
	.30					
	.45					

Semaine : ____________________

Date / Nom :						
7 A.M.	:00					
	:15					
	.30					
	.45					
8 A.M.	:00					
	:15					
	.30					
	.45					
9 A.M.	:00					
	:15					
	.30					
	.45					
10 A.M.	:00					
	:15					
	.30					
	.45					
11 A.M.	:00					
	:15					
	.30					
	.45					
12 P.M.	:00					
	:15					
	.30					
	.45					
1 P.M.	:00					
	:15					
	.30					
	.45					
2 P.M.	:00					
	:15					
	.30					
	.45					
3 P.M.	:00					
	:15					
	.30					
	.45					
4 P.M.	:00					
	:15					
	.30					
	.45					
5 P.M.	:00					
	:15					
	.30					
	.45					
6 P.M.	:00					
	:15					
	.30					
	.45					
7 P.M.	:00					
	:15					
	.30					
	.45					
8 P.M.	:00					
	:15					
	.30					
	.45					

Semaine : ____________________

Date / Nom :		________	________	________	________	________
7 A.M.	:00					
	:15					
	.30					
	.45					
8 A.M.	:00					
	:15					
	.30					
	.45					
9 A.M.	:00					
	:15					
	.30					
	.45					
10 A.M.	:00					
	:15					
	.30					
	.45					
11 A.M.	:00					
	:15					
	.30					
	.45					
12 P.M.	:00					
	:15					
	.30					
	.45					
1 P.M.	:00					
	:15					
	.30					
	.45					
2 P.M.	:00					
	:15					
	.30					
	.45					
3 P.M.	:00					
	:15					
	.30					
	.45					
4 P.M.	:00					
	:15					
	.30					
	.45					
5 P.M.	:00					
	:15					
	.30					
	.45					
6 P.M.	:00					
	:15					
	.30					
	.45					
7 P.M.	:00					
	:15					
	.30					
	.45					
8 P.M.	:00					
	:15					
	.30					
	.45					

Semaine : ____________________

Date / Nom :		____________	____________	____________	____________	____________
7 A.M.	:00					
	:15					
	.30					
	.45					
8 A.M.	:00					
	:15					
	.30					
	.45					
9 A.M.	:00					
	:15					
	.30					
	.45					
10 A.M.	:00					
	:15					
	.30					
	.45					
11 A.M.	:00					
	:15					
	.30					
	.45					
12 P.M.	:00					
	:15					
	.30					
	.45					
1 P.M.	:00					
	:15					
	.30					
	.45					
2 P.M.	:00					
	:15					
	.30					
	.45					
3 P.M.	:00					
	:15					
	.30					
	.45					
4 P.M.	:00					
	:15					
	.30					
	.45					
5 P.M.	:00					
	:15					
	.30					
	.45					
6 P.M.	:00					
	:15					
	.30					
	.45					
7 P.M.	:00					
	:15					
	.30					
	.45					
8 P.M.	:00					
	:15					
	.30					
	.45					

Semaine : ______________________

Date / Nom :		________	________	________	________	________
7 A.M.	:00					
	:15					
	.30					
	.45					
8 A.M.	:00					
	:15					
	.30					
	.45					
9 A.M.	:00					
	:15					
	.30					
	.45					
10 A.M.	:00					
	:15					
	.30					
	.45					
11 A.M.	:00					
	:15					
	.30					
	.45					
12 P.M.	:00					
	:15					
	.30					
	.45					
1 P.M.	:00					
	:15					
	.30					
	.45					
2 P.M.	:00					
	:15					
	.30					
	.45					
3 P.M.	:00					
	:15					
	.30					
	.45					
4 P.M.	:00					
	:15					
	.30					
	.45					
5 P.M.	:00					
	:15					
	.30					
	.45					
6 P.M.	:00					
	:15					
	.30					
	.45					
7 P.M.	:00					
	:15					
	.30					
	.45					
8 P.M.	:00					
	:15					
	.30					
	.45					

Semaine : ____________________

Date / Nom :		________	________	________	________	________
7 A.M.	:00					
	:15					
	.30					
	.45					
8 A.M.	:00					
	:15					
	.30					
	.45					
9 A.M.	:00					
	:15					
	.30					
	.45					
10 A.M.	:00					
	:15					
	.30					
	.45					
11 A.M.	:00					
	:15					
	.30					
	.45					
12 P.M.	:00					
	:15					
	.30					
	.45					
1 P.M.	:00					
	:15					
	.30					
	.45					
2 P.M.	:00					
	:15					
	.30					
	.45					
3 P.M.	:00					
	:15					
	.30					
	.45					
4 P.M.	:00					
	:15					
	.30					
	.45					
5 P.M.	:00					
	:15					
	.30					
	.45					
6 P.M.	:00					
	:15					
	.30					
	.45					
7 P.M.	:00					
	:15					
	.30					
	.45					
8 P.M.	:00					
	:15					
	.30					
	.45					

Semaine : ____________________

Date / Nom :		________	________	________	________	________
7 A.M.	:00					
	:15					
	.30					
	.45					
8 A.M.	:00					
	:15					
	.30					
	.45					
9 A.M.	:00					
	:15					
	.30					
	.45					
10 A.M.	:00					
	:15					
	.30					
	.45					
11 A.M.	:00					
	:15					
	.30					
	.45					
12 P.M.	:00					
	:15					
	.30					
	.45					
1 P.M.	:00					
	:15					
	.30					
	.45					
2 P.M.	:00					
	:15					
	.30					
	.45					
3 P.M.	:00					
	:15					
	.30					
	.45					
4 P.M.	:00					
	:15					
	.30					
	.45					
5 P.M.	:00					
	:15					
	.30					
	.45					
6 P.M.	:00					
	:15					
	.30					
	.45					
7 P.M.	:00					
	:15					
	.30					
	.45					
8 P.M.	:00					
	:15					
	.30					
	.45					

Semaine : ____________________

Date / Nom :		________	________	________	________	________
7	:00					
	:15					
A.M.	.30					
	.45					
8	:00					
	:15					
A.M.	.30					
	.45					
9	:00					
	:15					
A.M.	.30					
	.45					
10	:00					
	:15					
A.M.	.30					
	.45					
11	:00					
	:15					
A.M.	.30					
	.45					
12	:00					
	:15					
P.M.	.30					
	.45					
1	:00					
	:15					
P.M.	.30					
	.45					
2	:00					
	:15					
P.M.	.30					
	.45					
3	:00					
	:15					
P.M.	.30					
	.45					
4	:00					
	:15					
P.M.	.30					
	.45					
5	:00					
	:15					
P.M.	.30					
	.45					
6	:00					
	:15					
P.M.	.30					
	.45					
7	:00					
	:15					
P.M.	.30					
	.45					
8	:00					
	:15					
P.M.	.30					
	.45					

Semaine : ____________________

Date / Nom :		________	________	________	________	________
7 A.M.	:00					
	:15					
	.30					
	.45					
8 A.M.	:00					
	:15					
	.30					
	.45					
9 A.M.	:00					
	:15					
	.30					
	.45					
10 A.M.	:00					
	:15					
	.30					
	.45					
11 A.M.	:00					
	:15					
	.30					
	.45					
12 P.M.	:00					
	:15					
	.30					
	.45					
1 P.M.	:00					
	:15					
	.30					
	.45					
2 P.M.	:00					
	:15					
	.30					
	.45					
3 P.M.	:00					
	:15					
	.30					
	.45					
4 P.M.	:00					
	:15					
	.30					
	.45					
5 P.M.	:00					
	:15					
	.30					
	.45					
6 P.M.	:00					
	:15					
	.30					
	.45					
7 P.M.	:00					
	:15					
	.30					
	.45					
8 P.M.	:00					
	:15					
	.30					
	.45					

Semaine : ______________________

Date / Nom : ___________ ___________ ___________ ___________ ___________

7 A.M.	:00					
	:15					
	.30					
	.45					
8 A.M.	:00					
	:15					
	.30					
	.45					
9 A.M.	:00					
	:15					
	.30					
	.45					
10 A.M.	:00					
	:15					
	.30					
	.45					
11 A.M.	:00					
	:15					
	.30					
	.45					
12 P.M.	:00					
	:15					
	.30					
	.45					
1 P.M.	:00					
	:15					
	.30					
	.45					
2 P.M.	:00					
	:15					
	.30					
	.45					
3 P.M.	:00					
	:15					
	.30					
	.45					
4 P.M.	:00					
	:15					
	.30					
	.45					
5 P.M.	:00					
	:15					
	.30					
	.45					
6 P.M.	:00					
	:15					
	.30					
	.45					
7 P.M.	:00					
	:15					
	.30					
	.45					
8 P.M.	:00					
	:15					
	.30					
	.45					

Semaine : ______________________

Date / Nom :		________	________	________	________	________
7 A.M.	:00					
	:15					
	.30					
	.45					
8 A.M.	:00					
	:15					
	.30					
	.45					
9 A.M.	:00					
	:15					
	.30					
	.45					
10 A.M.	:00					
	:15					
	.30					
	.45					
11 A.M.	:00					
	:15					
	.30					
	.45					
12 P.M.	:00					
	:15					
	.30					
	.45					
1 P.M.	:00					
	:15					
	.30					
	.45					
2 P.M.	:00					
	:15					
	.30					
	.45					
3 P.M.	:00					
	:15					
	.30					
	.45					
4 P.M.	:00					
	:15					
	.30					
	.45					
5 P.M.	:00					
	:15					
	.30					
	.45					
6 P.M.	:00					
	:15					
	.30					
	.45					
7 P.M.	:00					
	:15					
	.30					
	.45					
8 P.M.	:00					
	:15					
	.30					
	.45					

Semaine : ____________________

Date / Nom :		________	________	________	________	________
7 A.M.	:00					
	:15					
	.30					
	.45					
8 A.M.	:00					
	:15					
	.30					
	.45					
9 A.M.	:00					
	:15					
	.30					
	.45					
10 A.M.	:00					
	:15					
	.30					
	.45					
11 A.M.	:00					
	:15					
	.30					
	.45					
12 P.M.	:00					
	:15					
	.30					
	.45					
1 P.M.	:00					
	:15					
	.30					
	.45					
2 P.M.	:00					
	:15					
	.30					
	.45					
3 P.M.	:00					
	:15					
	.30					
	.45					
4 P.M.	:00					
	:15					
	.30					
	.45					
5 P.M.	:00					
	:15					
	.30					
	.45					
6 P.M.	:00					
	:15					
	.30					
	.45					
7 P.M.	:00					
	:15					
	.30					
	.45					
8 P.M.	:00					
	:15					
	.30					
	.45					

Semaine : ____________________

Date / Nom :		________	________	________	________	________
7 A.M.	:00					
	:15					
	.30					
	.45					
8 A.M.	:00					
	:15					
	.30					
	.45					
9 A.M.	:00					
	:15					
	.30					
	.45					
10 A.M.	:00					
	:15					
	.30					
	.45					
11 A.M.	:00					
	:15					
	.30					
	.45					
12 P.M.	:00					
	:15					
	.30					
	.45					
1 P.M.	:00					
	:15					
	.30					
	.45					
2 P.M.	:00					
	:15					
	.30					
	.45					
3 P.M.	:00					
	:15					
	.30					
	.45					
4 P.M.	:00					
	:15					
	.30					
	.45					
5 P.M.	:00					
	:15					
	.30					
	.45					
6 P.M.	:00					
	:15					
	.30					
	.45					
7 P.M.	:00					
	:15					
	.30					
	.45					
8 P.M.	:00					
	:15					
	.30					
	.45					

Semaine : ____________________

Date / Nom :		________	________	________	________	________
7 A.M.	:00					
	:15					
	.30					
	.45					
8 A.M.	:00					
	:15					
	.30					
	.45					
9 A.M.	:00					
	:15					
	.30					
	.45					
10 A.M.	:00					
	:15					
	.30					
	.45					
11 A.M.	:00					
	:15					
	.30					
	.45					
12 P.M.	:00					
	:15					
	.30					
	.45					
1 P.M.	:00					
	:15					
	.30					
	.45					
2 P.M.	:00					
	:15					
	.30					
	.45					
3 P.M.	:00					
	:15					
	.30					
	.45					
4 P.M.	:00					
	:15					
	.30					
	.45					
5 P.M.	:00					
	:15					
	.30					
	.45					
6 P.M.	:00					
	:15					
	.30					
	.45					
7 P.M.	:00					
	:15					
	.30					
	.45					
8 P.M.	:00					
	:15					
	.30					
	.45					

Semaine : ____________________

Date / Nom :		________	________	________	________	________
7 A.M.	:00					
	:15					
	.30					
	.45					
8 A.M.	:00					
	:15					
	.30					
	.45					
9 A.M.	:00					
	:15					
	.30					
	.45					
10 A.M.	:00					
	:15					
	.30					
	.45					
11 A.M.	:00					
	:15					
	.30					
	.45					
12 P.M.	:00					
	:15					
	.30					
	.45					
1 P.M.	:00					
	:15					
	.30					
	.45					
2 P.M.	:00					
	:15					
	.30					
	.45					
3 P.M.	:00					
	:15					
	.30					
	.45					
4 P.M.	:00					
	:15					
	.30					
	.45					
5 P.M.	:00					
	:15					
	.30					
	.45					
6 P.M.	:00					
	:15					
	.30					
	.45					
7 P.M.	:00					
	:15					
	.30					
	.45					
8 P.M.	:00					
	:15					
	.30					
	.45					

Semaine : ____________________

Date / Nom :		________	________	________	________	________
7 A.M.	:00					
	:15					
	.30					
	.45					
8 A.M.	:00					
	:15					
	.30					
	.45					
9 A.M.	:00					
	:15					
	.30					
	.45					
10 A.M.	:00					
	:15					
	.30					
	.45					
11 A.M.	:00					
	:15					
	.30					
	.45					
12 P.M.	:00					
	:15					
	.30					
	.45					
1 P.M.	:00					
	:15					
	.30					
	.45					
2 P.M.	:00					
	:15					
	.30					
	.45					
3 P.M.	:00					
	:15					
	.30					
	.45					
4 P.M.	:00					
	:15					
	.30					
	.45					
5 P.M.	:00					
	:15					
	.30					
	.45					
6 P.M.	:00					
	:15					
	.30					
	.45					
7 P.M.	:00					
	:15					
	.30					
	.45					
8 P.M.	:00					
	:15					
	.30					
	.45					

Semaine : ____________________

Date / Nom :		________	________	________	________	________
7 A.M.	:00					
	:15					
	.30					
	.45					
8 A.M.	:00					
	:15					
	.30					
	.45					
9 A.M.	:00					
	:15					
	.30					
	.45					
10 A.M.	:00					
	:15					
	.30					
	.45					
11 A.M.	:00					
	:15					
	.30					
	.45					
12 P.M.	:00					
	:15					
	.30					
	.45					
1 P.M.	:00					
	:15					
	.30					
	.45					
2 P.M.	:00					
	:15					
	.30					
	.45					
3 P.M.	:00					
	:15					
	.30					
	.45					
4 P.M.	:00					
	:15					
	.30					
	.45					
5 P.M.	:00					
	:15					
	.30					
	.45					
6 P.M.	:00					
	:15					
	.30					
	.45					
7 P.M.	:00					
	:15					
	.30					
	.45					
8 P.M.	:00					
	:15					
	.30					
	.45					

Semaine : ______________________

Date / Nom :		________	________	________	________	________
7	:00					
	:15					
A.M.	.30					
	.45					
8	:00					
	:15					
A.M.	.30					
	.45					
9	:00					
	:15					
A.M.	.30					
	.45					
10	:00					
	:15					
A.M.	.30					
	.45					
11	:00					
	:15					
A.M.	.30					
	.45					
12	:00					
	:15					
P.M.	.30					
	.45					
1	:00					
	:15					
P.M.	.30					
	.45					
2	:00					
	:15					
P.M.	.30					
	.45					
3	:00					
	:15					
P.M.	.30					
	.45					
4	:00					
	:15					
P.M.	.30					
	.45					
5	:00					
	:15					
P.M.	.30					
	.45					
6	:00					
	:15					
P.M.	.30					
	.45					
7	:00					
	:15					
P.M.	.30					
	.45					
8	:00					
	:15					
P.M.	.30					
	.45					

Semaine : ____________________

Date / Nom :		________	________	________	________	________
7 A.M.	:00					
	:15					
	.30					
	.45					
8 A.M.	:00					
	:15					
	.30					
	.45					
9 A.M.	:00					
	:15					
	.30					
	.45					
10 A.M.	:00					
	:15					
	.30					
	.45					
11 A.M.	:00					
	:15					
	.30					
	.45					
12 P.M.	:00					
	:15					
	.30					
	.45					
1 P.M.	:00					
	:15					
	.30					
	.45					
2 P.M.	:00					
	:15					
	.30					
	.45					
3 P.M.	:00					
	:15					
	.30					
	.45					
4 P.M.	:00					
	:15					
	.30					
	.45					
5 P.M.	:00					
	:15					
	.30					
	.45					
6 P.M.	:00					
	:15					
	.30					
	.45					
7 P.M.	:00					
	:15					
	.30					
	.45					
8 P.M.	:00					
	:15					
	.30					
	.45					

Semaine : ____________________

Date / Nom :		________	________	________	________	________
7 A.M.	:00					
	:15					
	.30					
	.45					
8 A.M.	:00					
	:15					
	.30					
	.45					
9 A.M.	:00					
	:15					
	.30					
	.45					
10 A.M.	:00					
	:15					
	.30					
	.45					
11 A.M.	:00					
	:15					
	.30					
	.45					
12 P.M.	:00					
	:15					
	.30					
	.45					
1 P.M.	:00					
	:15					
	.30					
	.45					
2 P.M.	:00					
	:15					
	.30					
	.45					
3 P.M.	:00					
	:15					
	.30					
	.45					
4 P.M.	:00					
	:15					
	.30					
	.45					
5 P.M.	:00					
	:15					
	.30					
	.45					
6 P.M.	:00					
	:15					
	.30					
	.45					
7 P.M.	:00					
	:15					
	.30					
	.45					
8 P.M.	:00					
	:15					
	.30					
	.45					

Semaine : ____________________

Date / Nom :		________	________	________	________	________
7 A.M.	:00					
	:15					
	.30					
	.45					
8 A.M.	:00					
	:15					
	.30					
	.45					
9 A.M.	:00					
	:15					
	.30					
	.45					
10 A.M.	:00					
	:15					
	.30					
	.45					
11 A.M.	:00					
	:15					
	.30					
	.45					
12 P.M.	:00					
	:15					
	.30					
	.45					
1 P.M.	:00					
	:15					
	.30					
	.45					
2 P.M.	:00					
	:15					
	.30					
	.45					
3 P.M.	:00					
	:15					
	.30					
	.45					
4 P.M.	:00					
	:15					
	.30					
	.45					
5 P.M.	:00					
	:15					
	.30					
	.45					
6 P.M.	:00					
	:15					
	.30					
	.45					
7 P.M.	:00					
	:15					
	.30					
	.45					
8 P.M.	:00					
	:15					
	.30					
	.45					

Semaine : ____________________

Date / Nom : ________ ________ ________ ________ ________

Heure	Min					
7 A.M.	:00					
	:15					
	.30					
	.45					
8 A.M.	:00					
	:15					
	.30					
	.45					
9 A.M.	:00					
	:15					
	.30					
	.45					
10 A.M.	:00					
	:15					
	.30					
	.45					
11 A.M.	:00					
	:15					
	.30					
	.45					
12 P.M.	:00					
	:15					
	.30					
	.45					
1 P.M.	:00					
	:15					
	.30					
	.45					
2 P.M.	:00					
	:15					
	.30					
	.45					
3 P.M.	:00					
	:15					
	.30					
	.45					
4 P.M.	:00					
	:15					
	.30					
	.45					
5 P.M.	:00					
	:15					
	.30					
	.45					
6 P.M.	:00					
	:15					
	.30					
	.45					
7 P.M.	:00					
	:15					
	.30					
	.45					
8 P.M.	:00					
	:15					
	.30					
	.45					

Date : ______________________

Notes

www.ingramcontent.com/pod-product-compliance
Lightning Source LLC
Chambersburg PA
CBHW081601270726
48657CB00029B/3449

9781703202618